La fibra soluble en la dieta alimenticia

La ruta más segura a un corazón saludable

José Ángel Pinzón Gómez

Dedicatoria

A la memoria de mi papá, José Ángel Pinzón Gómez. Este libro es un tributo a su vida, sus investigaciones y su espíritu de lucha y dedicación. Aunque ya no esté físicamente con nosotros, su legado perdura en cada página.

Contenido

Introducción

Desde hace casi un siglo, en el año de 1.902, empezó a inquietar al cuerpo médico de algunos países europeos, la tolerancia de la avena en la dieta de los enfermos de diabetes que se venía observando, no obstante, su alto contenido de carbohidratos.

Hoy sabemos que la razón de ello no es otra, que su gran contenido de *fibra* o sea una goma identificada como **beta glucosa** que limita la absorción de los carbohidratos por parte del organismo, al igual que sucede con el calcio y las grasas contenidas en los quesos, cuyos lípidos son mal absorbidos por el intestino delgado, ya que sus ácidos grasos forman sales insolubles con el calcio, el cual esta generosamente presente en el queso

Ello nos obliga a presentar en este estudio, los diferentes procesos que en conjunto contribuyen a la digestión de los alimentos en general, para comprender mejor los cambios que se introducen en el metabolismo de las grasas al complementar la dieta con **fibras solubles** y su proceso en el conducto gastrointestinal.

Esquema del aparato digestivo

Considerando el tamaño y complejidad del Aparato Digestivo, no es sorprendente que sufra tantos desórdenes y complicaciones. El proceso de nutrición comienza en la boca, lugar donde los dientes, la lengua y la saliva, procesan la comica que va a pasar al estómago.

Desde la garganta los alimentos se mueven hacía el esófago, un tubo muscular de unos 28 cm de largo que se extiende hasta el estómago, a donde llegan forzados por poderosas contracciones musculares, pasando por el esfínter, una válvula muscular que controla la entrada del estómago. Este se abre para permitir el paso de los alimentos y después se cierra para prevenir el reflujo del contenido estomacal. Una vez en el estómago (un fuerte «saco» muscular), la comida es pulverizada por fortísimas contracciones musculares y licuada por enzimas y ácidos *(ácido clorhídrico).*

Cumplida esta etapa, deja pasar la comida de manera gradual a través del esfínter pilórico hasta el duodeno. El esfínter pilórico que une el estómago con el duodeno se relaja para recibir los alimentos así procesados, pero se cierra nuevamente para no dejar pasar los trozos que aún requieren de mayor proceso.

Cuando el **«Quimo gástrico»** llega al Duodeno, su

1

acidez se neutraliza, merced a la bilis, y a la vez se disgrega por efecto del jugo intestinal y la secreción de las glándulas de Brunner, que lo convierten en «**Quilo**», operándose así la gran transformación química y biológica de la digestión, cuando es absorbido por pequeñas vellosidades o células de las paredes internas del intestino Delgado y llevado al torrente sanguíneo.

Lo que no es absorbido, es empujado por contracciones peristálticas al intestino Grueso, el cual «exprime» el agua del material de desecho y lo guarda hasta su posterior eliminación.

La mucosa intestinal

La mucosa del intestino delgado presenta innumerables elevaciones cónicas, llamadas vellosidades intestinales que son salientes en forma de cono, revestido por un epitelio mucoso. A cada vellosidad llega una arteriola que se capilariza, formado con otros capilares una venilla. En el centro de la vellosidad hay un vaso linfático que por recibir el «**Quilo**» se llama **vaso Quilífero**. Cuando las sustancias alimenticias se encuentran en este estado, ya han sido transformadas en sustancias absorbibles y asimilables, es decir, se encuentran en forma de glucosa, aminoácidos, glicerina, y ácidos grasos.

Estas sustancias atraviesan el epitelio de la vellosidad y llegan a su interior, donde siguen dos vías diferentes. La glucosa y los aminoácidos penetran en los vasos capilares de la vellosidad. La sangre los distribuye a todas las células del cuerpo.

Las grasas (glicerina y ácidos grasos) pasan al interior

del vaso Quilífero comunicándole un aspecto lechoso a la linfa. La linfa de todos los vasos Quilíferos va reuniéndose y desemboca en el conjunto torácico. El conducto torácico es un canal que recoge la linfa de la porción inferior del cuerpo y desemboca en el torrente sanguíneo en la vena subclavia izquierda. Como se ve las dos vías de la absorción llegan al mismo fin: La sangre. La glucosa y los aminoácidos llegan directamente y las grasas lo hacen por intermedio de la linfa.

La digestión de los alimentos

No podríamos referirnos a la digestión en general, sin antes hacer referencia a las enzimas a las cuales corresponde una importante función en el proceso metabólico, como es la escisión o hidrólisis de algunas sustancias necesarias, en el proceso de la nutrición.

La mayor parte de las reacciones químicas que tienen lugar en la célula se hacen posibles, gracias a las enzimas o fermentos, que son biocatalizadores producidos por las mismas células y gracias a los cuales aumenta considerablemente la velocidad de las reacciones químicas. Las transformaciones que sufren los alimentos en el tubo digestivo se deben a la acción de las **enzimas digestivas** que se vierten en dicho tubo. Del mismo modo que los catalizadores inorgánicos, las enzimas participan en las reacciones químicas, pero no en los productos finales de la reacción.

La **especificidad** es un carácter importante de la acción enzimática, en virtud de la cual cada fermento sólo actúa sobre una sustancia (substrato) o grupo de sustancias afines; así, la «sacarasa» únicamente actúa sobre la «sacarosa», en cambio, otras enzimas tienen especificidad para un **enlace químico determinado,** propio de todo un conjunto de sustancias, como las **Proteasas,** que hidrolizan tas proteínas actuando sobre el **enlace Péptico.** Las enzimas no son las que inician la reacción, sino las activadoras de ella, la cual puede realizarse sin su intervención, aunque entonces con lentitud extrema; así, la saponificación se da espontáneamente en las grasas neutras, pero en proporción muy débil, en cambio, la **Lipasa** acelera extraordinariamente el proceso. La acción enzimática como corresponde a un catalizador es reversible; por eso, la **maltasa** que desdobla la **maltosa** en dos moléculas de glucosa puede sintetizar maltosa a partir de la glucosa.

Propiedades fisicoquímicas de las enzimas

Son solubles en el agua y se precipitan por el alcohol, comportándose como las sustancias proteicas. Cada fermento tiene un pH óptimo de actividad. La **Pepsina** del estómago ha de actuar en medio ácido y la **Tripsina** del jugo pancreático en medio alcalino. La temperatura también influye sobre las acciones enzimáticas; las bajas temperaturas las activan, pero no las destruyen. Conforme se aumenta la temperatura, crece su actividad hasta su valor óptimo, a partir del cual decrece y finalmente a los 65° centígrados se destruyen.

Entre todos los alimentos tomados por el hombre, sólo las sales minerales, el agua, vitaminas y la glucosa son capaces de atravesar la mucosa intestinal sin sufrir una digestión previa. Las otras categorías de alimentos experimentan la acción de los jugos digestivos, que actúan por medio de las enzimas cue llevan en disolución y que van ejerciendo su acción en los distintos tramos del sistema digestivo, donde en cada uno de ellos sufren los alimentos una transformación parcial, hasta su llegada al intestino Delçado, en que la digestión se hace completa

Masticación e insalivación

En la boca, los alimentos son reducidos a partes más pequeñas (digestión mecánica), al mismo tiempo que se mezclan con la saliva, la cual posee una enzima, la "ptialina", que actúa como una amilasa transformando el almidón en maltosa. La saliva contiene, además, "mucina" que hace que los alimentos resbalen fácilmente hacia el estómago en el momento de la deglución o acto de tragar los alimentos.

Digestión gástrica o estomacal

Los alimentos sufren en el estómago la acción del jugo gástrico que, además de ácido clorhídrico, contiene la «Pepsina», proteasa que transforma los albuminoides en unos polipéptidos llamados «Peptonas». Las demás categorías de alimentos no son alteradas por el jugo gástrico, llamándose «Quimo» al líquido ácido en el que se transforman los alimentos en el estómago.

Digestión intestinal

En el intestino Delgado se realiza la digestión completa de toda clase de alimentos, pues en él actúan el «Jugo Pancreático», la «Bilis» y el «Jugo Intestinal». El contenido alimenticio intestinal recibe entonces el nombre de «Quilo». El jugo pancreático contiene las enzimas siguientes: una Amilasa, que transforma el almidón en **Maltosa** una **Lipasa** que desdobla las grasas en **Glicerina** y **Ácidos Grasos**, la Tripsina que cambia los Albuminoides y **Peptonas** en Tripéptidos y Dipéptidos, continuando así, la modificación iniciada por la «**Pepsina**» en el estómago. La «**Tripsina**» es segregada por el páncreas bajo la forma de «**Tripsinógeno**» que se convierte en «**Tripsina**» gracias a la acción de la **Enterocinasa** del jugo intestinal.

Él jugo intestinal contiene la **Erepsina** que desdobla los tri y dipéptidos en los aminoácidos integrantes, terminando así la digestión de las proteínas. La **Maltasa**, la **Sacarasa** y la **Lactasa** digieren los disacáridos correspondientes. El papel de la bilis es el de emulsionar las grasas para que sean más fácilmente atacables por la lipasa, así como el de neutralizar la acidez del **Quimo**. El intestino grueso no segrega ningún jugo digestivo, pero en él se continúa la absorción iniciada en el intestino delgado.

El hígado es un órgano glandular anexo al aparato digestivo, en el cual desembocan sus canales excretores por los cuales vierten los líquidos que complementan la acción de los excretados en ciertos tramos del propio tubo digestivo.

El hígado segrega la **Bilis** necesaria para emulsionar las grasas y la deposita en la vesícula, donde pierde agua por resorción a través de la pared de esta, con lo cual se concentra la bilis. La evacuación se produce tan sólo en el momento de la digestión. Para vaciarse se contrae la pared vesicular y se relaja el esfínter de Oddi, con lo cual resulta posible el paso de la bilis al duodeno.

El páncreas, dentro de sus dos principales funciones, una como glándula de secreción externa, es un anexo del tubo digestivo, al cual vierte las enzimas o jugo pancreático necesario para la escisión o hidrólisis de las grasas y otra como glándula de secreción interna (islotes de Langerhans) o formaciones epiteliales especiales del páncreas, con una función muy notable para el metabolismo de los azúcares. La sustancia activa de esta secreción interna es la «**Insulina**» que regula la glucosa en la sangre.

Todo el proceso anterior sería de resultados perfectos, si lleváramos una dieta sana y balanceada en todos sus componentes y necesidades que permitieran un normal funcionamiento.

Desafortunadamente los excesos alimenticios y la falta de una selección previa y adecuada del contenido, cantidad y calidad de los componentes alimenticios no permiten este sano equilibrio y funcionamiento y como consecuencia vienen los desórdenes digestivos, el acumulamiento excesivo de grasas y azúcares, que entorpecen el sano metabolismo general del organismo, necesario e indispensable para disfrutar de una buena salud.

El colesterol sanguíneo

El papel del colesterol en el organismo

¿Qué es el colesterol? El colesterol es una sustancia blanca, inodora, similar a la grasa, que constituye un ingrediente básico del cuerpo humano. Pertenece a un grupo de sustancias llamadas **lípidos** (grasas) que no se disuelven en

Su exceso en el torrente sanguíneo es factor de alto riesgo de muerte en el mundo moderno.

el agua. Todas las células del cuerpo se hallan envueltas por una cubierta protectora (membrana) compuesta en parte de colesterol. Ciertamente, el colesterol es tan indispensable para nuestro bienestar que el organismo está dotado de la capacidad de producirlo, garantizando así su suministro permanente.

El colesterol también se encuentra en muchos alimentos, aunque no se pueda ver ni saborear. Todos los animales son capaces de producir colesterol, por lo tanto, la totalidad de los alimentos de origen animal como la leche, los huevos, el queso, la mantequilla y la carne lo contienen. En cambio, las plantas no fabrican colesterol y por ello, los alimentos de origen vegetal como los cereales, las frutas, las verduras, las nueces y los aceites vegetales no nitrogenados, no lo contienen.

¿Como utiliza nuestro organismo el colesterol? Como componente vital de la química del organismo éste se sirve del colesterol a fin de producir las hormonas esteroideas necesarias para nuestro desarrollo y funcionamiento normales. Entre ellas se encuentran las hormonas sexuales **estrógeno y progesterona** en la mujer y **testosterona** en el hombre. Estas sustancias confieren a hombres y mujeres los rasgos físicos característicos de su respectivo sexo a la vez que desempeñan un papel importante en la reproducción. Otras hormonas esteroideas producidas con base en el colesterol son el **Cortisol** que participa en la regulación de ¡os niveles de azúcar sanguíneo y en ¡a defensa contra las infecciones y la **Aldosterona,** que es importante para la retención de sal y agua en el organismo. Este también utiliza el colesterol para producir una cantidad significativa de vitamina *D* la cual es responsable de mantener huesos y dientes fuertes, mediante la exposición de la piel a los rayos del sol.

El colesterol también se emplea en la fabricación de la bilis, un líquido verdoso producido por el hígado y almacenado en la vesícula biliar, necesario para digerir los alimentos que contienen grasas, que actuando como **emulsionante** descompone grandes glóbulos de grasa en partículas más pequeñas para que puedan mezclarse mejor con las enzimas que digieren las grasas. Una vez que se han digerido las grasas, la **Bilis** le ayuda al organismo a absorberlas. Es necesario que haya bilis en el intestino para que el colesterol pueda ser absorbido de los alimentos. El organismo también requiere de la **Bilis** para absorber de los alimentos o de los suplementos las vitaminas **A**, **D**, **E** y **K**, llamadas vitaminas liposolubles (que se disuelven en grasa).

El equilibrio del colesterol en el organismo

El organismo es capaz de fabricar todo el colesterol que necesita para estas diversas funciones. Sin embargo, una alimentación que contenga productos de origen animal, también se lo suministra. En un esfuerzo por equilibrar estas dos fuentes de colesterol, el organismo ajusta diariamente la cantidad que debe producir. Por ejemplo, cuando la mayoría de los alimentos que consumimos son de procedencia animal, obtenemos una dosis sustancial de colesterol en la alimentación, por lo tanto, el organismo debe hacer más lenta su propia producción de esta sustancia. En cambio, cuando la mayoría de los alimentos consumidos son de origen vegetal, hay que producir más colesterol internamente, con el fin de satisfacer las necesidades orgánicas. Otro factor vital para el manejo del colesterol por el organismo es la cantidad de grasas saturadas que se consumen.

El organismo también es capaz de eliminar por medio de la bilis parte del colesterol excesivo. Cuando la bilis es descargada en el intestino una parte de ella es absorbida para ser utilizada de nuevo, lo que hace suponer que el hígado recicla parte de la bilis que la vesícula deposita en el intestino.

Colesterol sanguíneo

El colesterol es una molécula soluble en las grasas, insoluble en el agua, no puede por lo tanto circular tal como es y en solitario por la sangre, tiene que integrarse

11

en los gruesos ensambles de moléculas compuestas por las asociaciones de Lípidos y proteínas.

La sangre está formada por una cantidad considerable de agua; por lo tanto, a fin de transportar el colesterol por la corriente sanguínea, el organismo lo envuelve en proteínas, para evitar que entre en contacto con el agua, formando las **lipoproteínas.** Estas se deslizan por el torrente sanguíneo como lanchas que llevan el colesterol hasta sus diversos destinos en el organismo. Hay dos tipos de lipoproteínas que desempeñan papeles principales en el transporte del colesterol. Las **lipoproteínas de baja densidad** o **LBD** llevan el colesterol hasta las células del cuerpo donde pasa a formar parte del tejido de la membrana celular o es utilizado para elaborar vitamina «**D**» u hormonas esteroideas o es almacenado Las **lipoproteínas de alta densidad** o **LAD** llevan el colesterol desde las células hasta el hígado para ser eliminado del organismo a través de la bilis. Un tercer tipo de lipoproteína llamada **quilomicrón,** es responsable de recoger el colesterol ingerido que ha quedado en el intestino, después de haber sido absorbido de los alimentos.

La cantidad de colesterol en la sangre se denomina **colesterol sérico** o **colesterol plasmático.** El plasma es la parte acuosa de la sangre, que queda cuando se han removido las células. El suero es la parte acuosa de la sangre que queda tras retirar tanto las células como los factores de coagulación. En aras de la sencillez, en este estudio nos referiremos al colesterol en la sangre como **colesterol sanguíneo.** El nivel de colesterol sanguíneo se expresa en miligramos por decilitro (mg/dl) con lo cual se expresa el peso de! colesterol que se encuentra en un decilitro de sangre.

Por lo general, las pruebas de colesterol miden la cantidad total de colesterol en la sangre. Sin embargo, es igualmente posible realizar un análisis que mida, cuanto está contenido en forma de **LAD** y cuanto en **LBD**. En el futuro también podrá medirse de manera rutinaria las **apolipoproteínas.** Estas constituyen la parte proteica de las lipoproteínas y se identifican con las letras **A**, **B**, **C**, **E**. En la actualidad los científicos están estudiando estas subunidades de las lipoproteínas para ver cuanta información adicional pueden proporcionarnos acerca de los niveles de colesterol sanguíneo.

Los niveles de colesterol sanguíneo

Si el colesterol es un elemento que se encuentra normalmente en la sangre, entonces, **¿Por qué preocuparse?** La razón es que la cantidad total de colesterol sanguíneo revela con cuanta eficiencia lo está utilizando y manejando el organismo. Un nivel excesivo de colesterol en la sangre puede significar que algo anda mal en el mecanismo de equilibrio orgánico. La manera como el colesterol se divide entre **LAD** y **LBD** nos brinda aún más información. Cuando una mayor cantidad de colesterol es transportada por las **LAD**, existe menos peligro de que aquél se acumule en el organismo; al fin y al cabo, las **LAD** se encargan de ¡levar el exceso de colesterol al hígado, para que pueda ser excretado. Esta es la razón por la cual se da el calificativo de colesterol "bueno" a las **LAD**. Empero si fas **LBD** están transportando una mayor cantidad de colesterol, entonces la balanza se inclina a favor de que éste permanezca en el cuerpo. Por lo tanto, las **LBD** reciben, con frecuencia, el calificativo de colesterol malo.

Los investigadores han descubierto que sólo ciertos tipos de células son capaces de aceptar el colesterol de las **LBD**. Tales células poseen ciertas estructuras especiales llamadas **receptores** que se localizan en la superficie de la membrana celular y son las responsables de atraer el colesterol unido a las **LBD**. Hay gran número de estos receptores en la superficie de las células del hígado; el resto se encuentra en otras diversas células del cuerpo. Cuando estas células han capturado todo el colesterol que su capacidad les permite, el número de receptores disminuye para reducir la cantidad de colesterol que puede entrar en la célula. El exceso de colesterol **LBD** permanece, entonces en la sangre.

Es ahí donde radica el peligro para el corazón. Las **LBD** toman el colesterol no utilizado y lo depositan en las paredes de las arterias (los vasos sanguíneos que transportan la sangre rica en oxígeno a las células del cuerpo). El exceso de colesterol puede acumularse hasta el punto de llegar a bloquear por completo el flujo sanguíneo. Una vez bloqueada la arteria, las células que dependen de este riego sanguíneo para recibir el oxígeno vital morirán. Si el bloqueo ocurre en las arterias que irrigan el corazón llamadas arterias coronarias, mueren algunas de las células cardiacas y se produce el infarto.

Otro riesgo mayor la peroxidación de las LBD

Muy recientemente se ha sospechado la existencia de una subpoblación de LBD más proclives a formar ateromas que las otras, y la existencia de un segundo mecanismo depurador de LBD que sería diferente de los receptores. Estas LBD estarían oxidadas, sobre oxidadas (se dice **Peroxidasas)**, Habrían perdido su identidad; no serían ya reconocidas por los receptores, pero hace falta entonces que el organismo se desprenda de ellas. Hay previsto con este fin receptores de dragado. Están situados, por ejemplo, en la superficie de unas células sanguíneas, llamadas macrófagas. Estas células se inflan de colesterol, se hacen espumosas, pierden movilidad, se acumulan y obturan las arterias. Perjuicio adicional, estas macrófagas no regulan su cantidad de colesterol, al contrario de las otras células, es decir, que un exceso de captación de colesterol no disminuye la síntesis de los receptores, por lo cual ellos acumulan indefinidamente el colesterol; un proceso sin fin, inevitable. Ahora bien, la probabilidad de tener **LBD** per oxidado es tanto mayor cuanto mayor es la cantidad de **LBD.**

También éstas (eventualmente) temibles **LBD** pueden sufrir modificaciones: por ejemplo, recibir un azúcar (se las llama **Glicosiladas**). La reacción, estrictamente química, es debida al exceso de azúcar en la sangre; no se lleva a cabo por intermedio de ninguna enzima. La alteración les impide ser normalmente captadas para ser degradadas, en cambio, son recopiladas por las macrófagas y da comienzo al mismo proceso que el observado para las **LBD oxidadas**. Es sin ninguna duda peligroso en los afectados de diabetes, para quienes la arterosclerosis es complicación frecuente e inquietante.

A estas alteraciones se añade desgraciadamente otro proceso defectuoso: que las **LBD** estén también glicosiladas y no puedan seguir asegurando

15

convenientemente el retorno de colesterol hacia el hígado para su reciclado.

Cuando los signos clínicos aparecen, las placas de ateromas son ya muy gruesas, por lo tanto, la lucha contra las enfermedades cardiovasculares es, antes que nada, una lucha preventiva. Es indispensable prevenir el exceso de colesterol **LBD** en la sangre, lo que constituye el mayor factor de riesgo. Desafortunadamente los hábitos alimenticios de nuestro medio favorecen en gran medida el aumento del colesterol sanguíneo transportado por las **LBD**. Los dos principales desequilibrios son, en especial el exceso de consumo de ácidos grasos saturados, asociado a una falta de ácidos grasos poliinsaturados, pero también a su carencia de alimentos ricos en fibras.

Elevación de los niveles de colesterol

Tal vez se esté preguntando cómo los niveles de colesterol sanguíneo pueden elevarse hasta el punto de causar tanto daño. Pues bien; hemos dicho que el organismo posee un mecanismo para equilibrar dichos niveles. Si se consume demasiado colesterol en los alimentos, se disminuye su producción interna. Además, el organismo puede a través de la bilis que se excreta, eliminar parcialmente el exceso.

La respuesta la tiene en parte la naturaleza y en parte la alimentación. La herencia desempeña un papel importante en el grado de eficiencia conque el organismo puede manejar el colesterol. No obstante, a pesar de lo bien equipados que estemos por naturaleza, nuestro estilo de vida, en especial nuestros hábitos alimentarios, pueden llegar a conducimos a una situación problemática.

Altos niveles de colesterol y herencia.

Algunas personas con altos niveles de colesterol sanguíneo han heredado un trastorno en su capacidad de manejar el colesterol; dicho trastorno recibe el nombre de **hipercolesterolemia familiar.** Según descubrieron Goldstein y Brown, tal desequilibrio afecta los receptores celulares encargados de admitir el colesterol transportado por las LBD. Estas personas poseen muy pocos receptores o carecen totalmente de ellos, o los que tienen no funcionan correctamente, lo cual permite que el colesterol se acumule en la sangre. Este trastorno puede detectarse desde la infancia. Si no reciben tratamiento es frecuente que las personas con hipercolesterolemia familiar mueran de enfermedad cardiaca antes de los 50 años. De todos modos, este trastorno hereditario representa menos del 1% de los casos de colesterol elevado.

¿Cómo afecta la alimentación al colesterol sanguíneo?

Los niveles de colesterol sanguíneo tienden a aumentar progresivamente con la edad. En muchos casos, quizás se deba a ciertos estilos de vida y a hábitos alimentarios adquiridos a lo largo del tiempo. El mecanismo corporal que sirve para equilibrar el colesterol y que hemos recibido de nuestros antepasados en un proceso de cientos de miles de años, no está concebido para afrontar el desafío de las formas de vida moderna. Las costumbres poco saludables, como comer en exceso, no hacer ejercicio en forma regular y fumar, van deteriorando el fino equilibrio del colesterol en nuestro cuerpo. Los tres factores alimentarios causantes de los niveles de colesterol sanguíneo en un grado que va de

17

leve a moderado son, las grasas saturadas, el colesterol ingerido y el exceso de calorías totales.

El avance de la tecnología ha traído consigo el procesamiento de los alimentos, creando muchos productos ricos en grasas saturadas y colesterol, como las tortas y los bizcochos, los pasabocas empacados y los caramelos. Los restaurantes de comidas rápidas se han convertido en lugar común. Una sola comida en uno de esos establecimientos puede proporcionar fácilmente la mitad de la cantidad de grasa que se consume por día. Teniendo en cuenta que estas nuevas opciones alimentarias han aparecido apenas muy recientemente en la historia de la humanidad, no es sorprendente que nuestro organismo tenga dificultades para manejar el alto contenido de grasa de la alimentación moderna. Las grasas saturadas son las sustancias que más efecto ejercen sobre el equilibrio del colesterol en el cuerpo, pero ¿Qué sucede cuando la dieta es tan rica en colesterol que el hígado no alcanza a procesar los excesos normalmente? Se elevan los niveles en la sangre y aumentan las posibilidades de que sea llevado por el torrente sanguíneo directamente a las células de las paredes arteriales. La situación reviste especial gravedad, cuando al cuerpo sigue llegando la misma cantidad de colesterol dietético lo que origina el proceso de la *Arterosclerosis*.

La arterosclerosis

La arterosclerosis es responsable de casi todos los casos de infarto cardiaco, trombosis y hemorragia cerebral y de buena parte de las gangrenas de las extremidades inferiores. Salvo estas manifestaciones repentinas y claras, la arterosclerosis no presenta síntomas que la caractericen de forma concreta.

Las alteraciones que sufren las arterias se pueden resumir de la siguiente forma: endurecimiento de sus paredes como consecuencia de la destrucción y sustitución del tejido elástico, que normalmente las constituye (y que permiten que las arterias varíen de calibre, según las necesidades, regulando así la cantidad de sangre que pasa por ellas), por tejido fibroso, mucho más rígido; aparición de nódulos que sobresalen hacia la luz del vaso y que reciben el nombre de «**Placas Ateromatosas**» y por último como consecuencia final de los dos fenómenos anteriores y sobre todo del segundo, reducción del calibre del vaso, con la consiguiente disminución de la cantidad de sangre que puede pasar por él.

La pared de las arterias está formada por tres túnicas denominadas, de dentro a fuera: **Intima**, constituida por un estrato de células (el Endotelio) y de tejido conectivo elástico, **Media**, constituida fundamentalmente por tejido muscular y **Adventicia**, constituida por tejido conectivo. El Colesterol que es una sustancia similar en ciertos aspectos a los triglicéridos, los fosfolípidos y las lipoproteínas, son empujados por la sangre hacia el interior de la pared arterial por acción de la presión existente en ¡a luz de! vaso arterial. Sin embargo, si estas grasas son especialmente abundantes o predomina entre ellas el componente constituido por las moléculas lípidos de mayor tamaño o bien, si la propia pared arterial se haya alterada, las grasas pasan el espesor de la pared quedando atrapadas sobre todo entre la túnica **Intima** y la **Media** donde se depositan.

Las enzimas existentes en la pared arterial escinden las moléculas complejas de las grasas en Colesterol, ácidos grasos y otras sustancias menos importantes con relación a la arterosclerosis. Estos componentes constituyen el estímulo que irrita la pared arterial, que reaccionan desencadenando un proceso inflamatorio con formación de tejido conectivo rígido, esclerótico, que da lugar a un endurecimiento de la pared vascular. Durante el desarrollo del proceso, se forman en el interior de la pared arterial lesionada, pequeños vasos nuevos, particularmente frágiles que se rompen con facilidad.

Cuando esto ocurre, las arterias se estrechan, con lo cual disminuye el flujo de sangre y el consiguiente aporte de oxígeno a través de ellas.

Mientras tanto el depósito de grasas continúa en forma que ambos procesos asociados, determinan un engrosamiento de la pared arterial en los puntos en los que son especialmente activos. Ambos procesos pueden conducir a la formación de introflexiones circunscritas a la pared del vaso; las placas ateromatosas. La placa puede romperse, ulcerarse, vertiendo parcialmente a la luz del vaso su contenido.

Sobre la placa, especialmente si está ulcerada, se pueden fijar plaquetas que circulan con la sangre, desencadenando un proceso de coagulación que conducirá antes o después a la formación de un trombo, con oclusión del vaso sanguíneo. Del trombo, por último, pueden desprenderse fragmentos «émbolos» que, arrastrados por la corriente sanguínea, pueden ocluir otras arterias de diámetro inferior, con consecuencias más o menos evidentes y graves.

Existe otra hipótesis disiente de la antes expuesta, sólo en lo referente al comienzo de la cadena de fenómenos que conducen a la instauración de la arterosclerosis. Sostiene en efecto que la causa primera consiste en una anomalía en la coagulación de la sangre asociada a una lesión de la íntima de la pared arterial. En otras palabras, una pequeña lesión de la íntima conduciría al depósito de plaquetas sobre la misma, por lo que el fenómeno de coagulación sería el primer eslabón de la cadena.

A este respecto conviene agregar que el periódico «El Tiempo» en su edición del 14 de abril de 1997 publica una información sobre los resultados de un estudio del Brigham and Women's Hospital de Boston, Estados Unidos, que permite establecer mediante un análisis de sangre, el grado de inflamación de las paredes de las arterias, mediante muestras de la proteína C-reactiva. Actualmente este análisis se hace en Colombia.

Cuando una arteria coronaria se obstruye por completo, normalmente a causa de un trombo o coagulo de sangre, la zona del corazón que la arteria irrigaba muere. El resultado es un infarto del miocardio o ataque al corazón, que se produce repentinamente y que a menudo es mortal. Aún, la obstrucción parcial de una arteria coronaria puede provocar la muerte de tejido cardíaco, que no siempre se manifiesta con un malestar intenso.

La oclusión de arterias de otras partes del cuerpo puede originar derrames cerebrales, gangrena en las piernas o pérdida de la función renal.

Queda pues, claro, que no solo el exceso de colesterol en la sangre puede conducir al desarrollo de la arterosclerosis, sino, que también puede producir la inflamación de las arterias, lo que promueve enfermedades cardíacas que pueden llevar a la muerte, no obstante que el colesterol en sangre se encuentre en los niveles deseables, porque el hígado al parecer es capaz de mantener regulado su nivel en la sangre.

Algunos de los factores que se han culpado de intervenir en la génesis de la arterosclerosis son; dieta, herencia, obesidad, diabetes, hipotiroidismo, clima y consumo de cigarrillos. Como no resulta práctico atacar cada uno de estos factores predisponentes, gran parte de las investigaciones sobre este trastorno vascular se orienta a bloquear la formación de la placa ateromatosa.

Como el Colesterol es el componente principal de la misma, han recibido atención principal las medidas destinadas a disminuir el colesterol en la sangre.

La hipertensión arterial, es también sin duda alguna, un factor agravante de la arterosclerosis, porque aumenta el contenido de Colesterol de la pared arterial y es probablemente la consecuencia de la reacción inflamatoria de la misma, frente al estímulo irritante del Colesterol.

Debemos imperativamente fabricar bilis

Las sales biliares son detergentes naturales, capaces de disolver los lípidos en el agua, conformando soluciones acuosas límpidas. Así las enzimas podrán trabajar. Las sales biliares deben esta propiedad al hecho de tratarse de lípidos fuertemente polares, es decir, (que llevan grupos hidrófilos suficientemente potentes, que les confieren una gran solubilidad en el agua).

Las sales biliares almacenadas en la vesícula biliar y contenidas en bilis, son elaboradas por el hígado, bien a partir del colesterol, bien por reutilización de las que han sido fabricadas antes y utilizadas y recogidas por el intestino. Durante una comida, la misma molécula puede hacer dos o tres ciclos entre el intestino y el hígado. Su producción en el hígado puede oscilar entre 100 y 1500 cm cúbicos en las 24 horas del día.

Notable economía de trabajo y de material por el organismo, contrariamente a los lípidos, las sales biliares sólo son absorbidas en la parte final del intestino, lo que les permite desempeñar su papel solubilizante sobre toda su extensión antes de ser reutilizadas.

La bilis que encierra el colesterol, los fosfolípidos y las sales biliares, es un sistema ternario, en el que la

23

solubilización de dos de los constituyentes depende de las proporciones de cada una de las dos. Ei equilibrio funcional ha de ser exacto para definir las zonas en las cuales hay solubilización simultánea de fosfolípidos y de colesterol.

Los fosfolípidos (una mezcla de moléculas diversas, pero constituidas por un 96% de lecitina) representan cerca de un 20% de los lípidos de la bilis. La cantidad de fosfolípidos biliares es relativamente independiente de sus concentraciones en el suero de la sangre.

Las lecitinas alimenticias, al ser enteramente destruidas (hidrolizadas) en el tubo digestivo, no sufren un reciclaje del intestino en su camino hacia el hígado. Las lecitinas de la bilis son todas sintetizadas en las células del hígado (llamadas hepatocitos) a partir de una reserva de rápida renovación independiente de la masa general de los fosfolípidos hepáticos. Se concibe entonces que la velocidad de síntesis y, en consecuencia, la producción de fosfolípidos pueda verse limitada durante carencia alimenticia o diversas enfermedades. La distancia entre la salud y una carencia no es muy grande.

Fibras alimentarias

Desde hace mucho tiempo se ha considerado que la fibra alimenticia es eficaz para prevenir y curar el estreñimiento. Sin embargo, apenas ahora estamos empezando a reconocerle algo más que sus propiedades para mantener la regularidad intestinal.

Complemento alimenticio para disfrutar de un cuerpo saludable

Fue por el año de 1960, cuando el Dr. Denis Burkitt y otros médicos británicos comenzaron a interesarse por el uso de la fibra, cuando se descubrió que los habitantes rurales en África no sufrían ciertas enfermedades bastante comunes en las zonas urbanas del Continente y en los países occidenta es.

Fue sólo, casi cuatro décadas después, que el Ministerio de Agricultura de los Estados Unidos, reconoció la bondad de la fibra en la alimentación, cuando lo hizo conocer a través del Departamento de Salud y Servicios Sociales, por medio de un panfleto titulado **«Guía dietética para los americanos»,** haciendo el siguiente reconocimiento; *Consumiendo alimentos ricos en fibra, se logra reducir los síntomas* *del estreñimiento, la diverticulosis y algunos tipos de irritación intestinal.*

Para hablar de fibra alimentaria debemos primero diferenciar o más bien, dividir la expresión "fibras alimenticias" en **Fibra Insoluble** y **Fibra Soluble** o también en **fibras duras y fibras blandas,** de las cuales el organismo requiere un equilibrio diario en la alimentación, si queremos disfrutar de un tracto gastrointestinal saludable.

Fibra insoluble la solución contra el estreñimiento

Se define como fibra insoluble, la que no es soluble en agua y que a la vez es indigestible, porque se mueve a través del estómago, el intestino delgado y el intestino grueso, sin sufrir alteración alguna, es decir, sin que la afecten el jugo gástrico, el jugo pancreático, el jugo intestinal y otras enzimas, ni tampoco algunas bacterias del intestino grueso que tienen la función de fermentar o degradar algunas sustancias que alcanzan a llegar hasta allí sin ser digeridas.

Su gran característica es que son canalizadoras de agua en cantidad apreciable, con lo cual agilizan el tránsito intestinal a la vez que efectúan un "barrido" del colon y el recto, evitando que en el proceso de desecho se queden atrás y permanezcan por tiempo indefinido, residuos fecales que pueden generar agentes cancerígenos y desarrollarse en el mismo intestino o por absorción pasar al torrente sanguíneo con las consecuencias inherentes.

En un principio sólo se consideró como fibra "leñosa" (hoy alimenticia) a la **Celulosa** impurificada por algunas sustancias incrustantes, entre ellas la **Lignina**, considerada un cuerpo sólido insoluble en agua, alcohol y éter, perteneciente al grupo químico de los hidratos de carbono, que forma casi totalmente la membrana envolvente de las células vegetales.

Posteriormente se aisló de la celulosa la lignina, sustancia que impregna las membranas fibro vasculares de la madera, constituyendo alrededor del 30% de la masa de ésta, la cual le da su característica resistencia. De estructura física coloidal y porosa. Las ligninas comerciales se extraen de la madera de toda ciase de árboles, en especial de coníferas, del salvado de avena, cascarilla de arroz, mazorcas de maíz y otros. Su composición química es muy compleja, ramificada y polimerizada y de naturaleza aromática.

También algunas **Hemicelulosas** figuran en la lista genérica de fibras duras e indigestibles. Son un hidrato de carbono parecido a la celulosa que se encuentra en muchas semillas, especialmente de monocotiledóneas, en los esclerocios y en algunos rizomas. Constituyendo el alimento de reserva que se consume en la germinación de la planta.

Existen otras fibras indigestibles o duras menos conocidas como la **Metilcelulosa**, pero menos efectivas al menos para el propósito de este capítulo. Las fibras insolubles se encuentran en los salvados de trigo, cebada, arroz y avena como cereales y en frutas como manzanas, higos, naranjas, peras y ciruelas. También se encuentran en otros vegetales como Espárragos, Remolachas, Brócolis, Repollitas de Bruselas, Zanahorias, Coliflor, Maíz Tierno, Batata o Boniato, Frijoles y Arveja Seca.

Es frecuente encontrar la fibra **insoluble** acompañada de la fibra **soluble,** aunque esta última en porcentaje muy inferior, pero es precisamente su combinación, lo que más conviene para la salud del tracto gastrointestinal.

Es natural que la inclusión de alguna fruta o verdura en la alimentación diaria, no van a normalizar en pocos meses un estado de estreñimiento avanzado, por su bajo contenido de fibra insoluble que sólo va de menos del 1 al 4% por cada 100 gramos, con lo que solo se consigue mantener los ciclos digestivos normales en una persona sana, pero en ningún caso es suficiente para corregir, normalizar o equilibrar el proceso digestivo, cuando éste ha sido descompensado.

Se requiere entonces una mayor dosis de fibra insoluble ya procesada industrial y medicinalmente de suministro diario en las diferentes comidas, que pueda llevar hasta el colon y el recto, la suficiente humedad, que a la vez que agiliza el tránsito intestinal revitalice los movimientos peristálticos, normalizando así el curso de tos desechos.

Fibra soluble la solución para disfrutar de un corazón sano

Las fibras solubles se quedan en el interior del intestino y avanzan progresivamente hacia el colon para ser luego evacuadas. Si bien inertes, tienen un interés considerable, ya que aportan en particular una protección contra enfermedades que son el azote del género humano.

Al igual que las fibras insolubles, sólo se encuentran en los alimentos de origen vegetal, al participar en la constitución de los (esqueletos) y células de los vegetales. Por lo tanto, la carne, el pescado, los huevos, la leche y los productos lácteos están completamente desprovistos de ellas.

El término de "fibra soluble" ha sido dado genéricamente a las PECTINAS, las GOMAS y los MUCILAGOS como constituyentes de algunos vegetales, con perfiles químicos muy diferentes y con muchas variedades, pocas de las cuales tienen efecto sobre el colesterol, operando además en forma muy diferente en su proceso dentro del tracto gastrointestinal, como lo veremos a continuación.

Los mucilagos

Son sustancias formadas por mezclas complejas y amorfas, viscosas y generalmente hialinas, semejantes a las gomas producidas por algunos vegetales que tienen la propiedad de hincharse al contacto con el agua, sin disolverse por completo, comunicando a las membranas celulares una consistencia gelatinosa, absorbente y esponjosa que le permite atraer los lípidos y con ellos el colesterol, formando así en el estómago una **EMULSION** artificial, si se suministra al paciente, antes de cada comida con abundante agua.

Como operan estos mucílagos en el organismo

Esta emulsión formada por tres elementos; el **vehículo** que es generalmente agua, la **sustancia emulsionada** que son los lípidos y el **emulgente** que es el

mucílago, constituyen una coraza, gracias a una clase de equilibrio dinámico fisicoquímico llamado **«estado coloidal»** que permite que una sustancia se encuentre suspendida en un líquido sin formar disolución.

Así los lípidos pasan "prisioneros" a través del intestino delgado, sin que hayan sido escindidos o más claramente digeridos en glicerina y ácidos grasos, proceso sin el cual no pueden ser absorbidos por las vellosidades o células encargadas de llevarlos al torrente sanguíneo, debiendo continuar su curso, ayudados por los movimientos vermiculares contráctiles, hasta ser excretados por el cuerpo.

Este metabolismo artificial aislado y excluyente reduce en un alto porcentaje la entrada de los ácidos grasos y su contenido de colesterol al organismo, lo que evita que se eleven los niveles en la sangre y por el contrario se reduzcan. Hay mucílagos "intracelulares" que se forman en la cara interna de la membrana celular. Otros son "superficiales" y se constituyen en la porción externa de ciertas algas como la **Zygnema**. Los hay también «intercelulares» que se extraen de algunas Algas Florideas, como la «Geledium spiriforme».

Los mucílagos pueden también clasificarse en "celulósicos" que azulean con el cloruro de zinc yodado, «**Pectósicos**» que dan las reacciones de los compuestos pépticos y «**Caltósicos**» que se licúan totalmente.

Los mucílagos «mixtos» encierran celulosa mezclada con principios pépticos.

Conviene agregar que no todos los mucílagos actúan en la reducción de los niveles de colesterol sanguíneo y sobre todo, los que se disuelven en agua hasta perder su identidad, porque no son **coloides.**

Algunas gomas

Son sustancias viscosas, inodoras e insípidas, que naturalmente o por incisión fluyen de diversos vegetales. Solubles en el agua e insolubles en el alcohol y el éter y no son susceptibles de fermentación alcohólica. No son especie química sino mezclas de **Pentosanas** con otros hidratos de carbono, pequeñas cantidades de albuminoides y algo de potasio calcio o magnesio, con los que forman combinaciones salinas. La mayoría son solubles en agua.

Existe la goma **Tragacanto** que se hincha sin disolverse al contacto con el agua, por lo que le atribuye naturaleza coloide pero que desafortunadamente es completamente inocua en el tratamiento contra el colesterol sanguíneo. También encontramos la goma **Arábiga,** una sustancia que fluye de las diferentes clases de acacias, también inocua, que como la anterior, carecen de la densidad suficiente para formar un gel y retener y transportar el colesterol, a su paso por el intestino delgado.

Debemos también destacar otras gomas muy recomendadas para combatir los altos niveles de colesterol, como la **Ceresina,** que se extrae de las almendras, las ciruelas y las cerezas, lo mismo que la **Betaglucano** que se encuentra en ciertas sustancias del contenido celular de algunos cereales como la avena.

La goma **Guar** proviene de una planta que crece en regiones áridas como India y Pakistán y algunas áreas del sur de Estados Unidos, La goma **Xantan** y el **Carragaen** (Musgo de Irlanda); son todas ellas fibras solubles realmente muy beneficiosas. Las gomas que se caracterizan como fibras solubles efectivas para bajar los niveles de colesterol, tienen su forma peculiar de actuar dentro del tubo digestivo, muy diferente a los mucílagos que inician su acción desde el momento mismo de su llegada al estómago.

31

Como operan estas gomas en el organismo

Estas operan en el intestino delgado, cuando ya se ha efectuado la digestión de las grasas, formando con ayuda del agua, una película en las paredes internas del intestino, tapizando finamente el epitelio de las vellosidades, inhibiendo así el paso a su interior de los ácidos grasos y con ellos del colesterol, lo que impide a su vez su ingreso a los vasos quilíferos, encargados de llevarlos hasta el conjunto torácico o canal que desemboca en el torrente sanguíneo en la vena subclavia izquierda.

Cumplido el proceso digestivo de los aumentos en el intestino delgado, la goma o fibra que ha actuado como un cedazo reteniendo los ácidos grasos y el colesterol, continúa su curso por el tubo digestivo hasta llevarlos al intestino grueso, siendo por último excretados.

Las pectinas

Las pectinas son sustancias Pécticas, solubles en el agua, que se precipitan por el alcohol en forma de polvo blanco o de pajitas grises las cuales se encuentran principalmente en los frutos maduros y en legumbres frescas. Están dotadas de gran poder gelatinizante. Son útiles como coagulantes en las industrias de la alimentación, farmacéutica y del rayón. Hacen cristalizar en grandes piezas las soluciones de sales minerales.

Se extraen industrialmente del zumo de manzanas o de peras sobrante en las fábricas de cidra y de perada lo mismo que en algunas azucareras de la pulpa de remolacha. El extracto comercial es un líquido límpido e insípido.

Debemos destacar que no todas las pectinas son igualmente eficaces y que algunas pueden no tener ningún efecto sobre los niveles de colesterol, siendo muy factible que en las pectinas suceda lo mismo que en las gomas y los mucílagos, que su efectividad tenga relación con su densidad, en forma tal, que no alcancen a formar con el agua el gel o la viscosidad necesaria o suficiente para aprisionar los ácidos biliares.

Tal como sucede con la fibra **insoluble** en el tratamiento del estreñimiento, tampoco el consumo de alguna fruta o verdura en la alimentación diaria, van a reducir los niveles de colesterol, cuando éste perdido su equilibrio en el metabolismo de las grasas.

Como operan las pectinas en el organismo

Algunas pectinas son agentes incautadores de bilis. Enlazan y retienen los ácidos biliares a medida que atraviesan el tracto intestinal, como un glacial gelatinoso y los llevan prisioneros por el intestino delgado y el colon hasta ser excretados.

Ahora bien, el colesterol es ingrediente importante para que el hígado pueda elaborar los ácidos biliares que son necesarios para emulsionar las grasas, lo mismo que para extraer de los alimentos que consumimos su contenido de colesterol e introducirlo al organismo

El déficit que crea la acción de la pectina al sacar del intestino parte considerable de los ácidos biliares, debe corregirlo el hígado, fabricando más bilis y para ello, requiere de colesterol y antes que sintetizarlo, utiliza el colesterol sanguíneo, produciéndose como es apenas natural, un descenso en sus niveles.

Esta teoría fue publicada por un grupo de investigadores en el Journal of The American Medical

Asociation en 1991 y al año siguiente, unos médicos suecos la confirmaron y ya en 1994, la ratificaron en forma concluyente investigadores de la Universidad de Wisconsin y de la Universidad de Purdue.

Consideraciones generales

Cuando las fibras solubles despertaron por primera vez el interés de las comunidades científicas y económicas, algunos nutricionistas se preocuparon por el potencial de esas fibras para interferir con la absorción adecuada de los minerales.

Esta inquietud se intensificó cuando las primeras investigaciones en animales y luego en humanos mostraron que la introducción de fibras solubles en la dieta había producido una disminución, en la absorción del calcio y otros minerales. Los estudios siguientes demostraron que esta disminución era temporal; el organismo enseguida se adapta a la fibra y la absorción de minerales pronto vuelve a ser normal.

Lo más conveniente es no empezar con dosis altas de fibra soluble, sino con dosis bajas e irlas incrementando lentamente cada semana hasta llegar a 30 gr al día en tres dosis.

Parece existir una acción sinérgica, cuando se utilizan diferentes clases de fibras solubles, similar al hecho cuando los médicos combinan dos o más medicamentos para obtener mejor respuesta en el tratamiento.

Tanto el colesterol total como el colesterol LBD disminuyen cuando se agregan fibras solubles a la dieta, pero es importante destacar que los niveles de LAD (el colesterol bueno) protectora no bajan. Esto es muy diferente a los efectos de la tan difundida dieta de bajo contenido graso, que inevitablemente resulta en una significativa declinación de la LAD.

Cualquier fibra soluble que se elija para lanzarla al mercado, bien sea goma, mucilago o pectina, debe ser suministrada al paciente con suficiente agua que permita formar un gel, ya que de lo contrario no tiene ningún efecto y además puede producir estreñimiento pasajero. Debe tomarse unos minutos antes de cada comida.

Por último, debemos informar sobre una teoría que existe, no confirmada todavía, que algunas pectinas al llegar al colon se fermentan y forman un tipo particular de ácidos grasos que son absorbidos por la vena porta en el abdomen y luego son transportados directamente al hígado donde inhiben la síntesis del colesterol.

Terminamos aquí la primera parte del estudio y pasamos a la segunda parte que comprende el aspecto económico sobre costos de producción y posibles precios de venta, considerando los precios de otros productos similares en el mercado, a la vez que la presentación del producto, canales de venta y distribución, como también su promoción.

Glosario

Arterosclerosis es una afección frecuente que aparece cuando una sustancia pegajosa llamada placa se acumula en el interior de las arterias.

Aldosterona Es una hormona esteroidea que ayuda a controlar la presión arterial y los niveles de sodio y potasio. La aldosterona es producida por la corteza suprarrenal, la capa exterior de la glándula suprarrenal

beta glucosa Son un tipo de fibra soluble, más técnicamente un polisacárido, presente de forma natural en el salvado de algunos cereales.

Cortisol Es una hormona esteroidea, o glucocorticoide, producida por la glándula suprarrenal. Es la hormona principal del estrés y se libera en respuesta al estrés y a un nivel bajo de glucosa en la sangre

Enterocinasa Es una enzima que se encuentra en la membrana de las células intestinales. Es producida por las células del duodeno y está involucrada en la digestión humana.

Enterocinasa Es una enzima que se encuentra en la membrana de las células intestinales. Es producida por las células del duodeno y está involucrada en la digestión humana.

Hemicelulosas Son polisacáridos (azúcares múltiples) que forman parte de las paredes celulares de las plantas. Se componen de diversos azúcares, como Dxilosa, D-manosa, D-glucosa y L-arabinosa.

Quilo Es un líquido blanco lechoso que se forma en el intestino delgado durante la digestión. Está compuesto de líquido linfático y grasas. Hay vasos linfáticos especiales que transportan el quilo desde los intestinos a la sangre.

Lignina Es un biopolímero complejo que forma parte de la pared celular de las plantas. Es el segundo material de biomasa más abundante producido por las plantas, después de la celulosa.

Lipasa Es una enzima digestiva que ayuda al cuerpo a digerir las grasas. La mayoría de la lipasa se produce en el páncreas, pero también se produce en las glándulas salivales y en el estómago.

Metilcelulosa Tiene la propiedad de hincharse con el agua, en consecuencia, aumenta el volumen del contenido intestinal, estimulando los movimientos intestinales, y reblandece las heces.

Placas Ateromatosas Es una placa de ateroma es una acumulación de colesterol en las paredes de las arterias que impide que la sangre circule con normalidad.

Peroxidasas Son enzimas que catalizan la oxido-reducción de H_2O_2 y una gran variedad de donadores de hidrógeno. Se encuentran ampliamente distribuidas en plantas, animales y microorganismos.

Proteasas Son enzimas que rompen los enlaces peptídicos de las proteínas. También se conocen como peptidasas.

Tripsina Es una enzima que ayuda a digerir y absorber nutrientes. El páncreas produce tripsina y la secreta en el duodeno, donde es esencial para la digestión.

Tripsinógeno Es una proteína producida por el páncreas que se convierte en tripsina.

Otras obras del autor

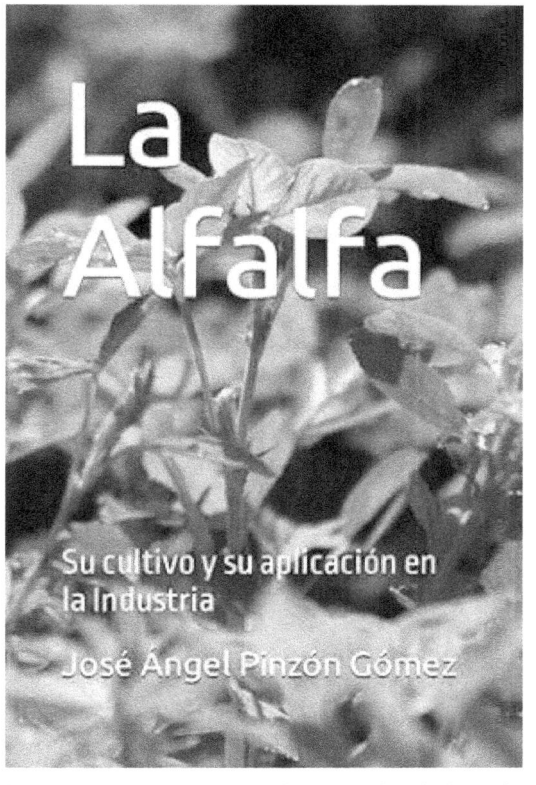

La alfalfa es una planta herbácea perenne que se cultiva principalmente para la producción de forraje. Es una planta muy resistente que se adapta a una amplia gama de condiciones climáticas y edafológicas. Sin embargo, existen algunos factores que pueden limitar su desarrollo, como la temperatura, la humedad, la alcalinidad del suelo y la presencia de enfermedades.

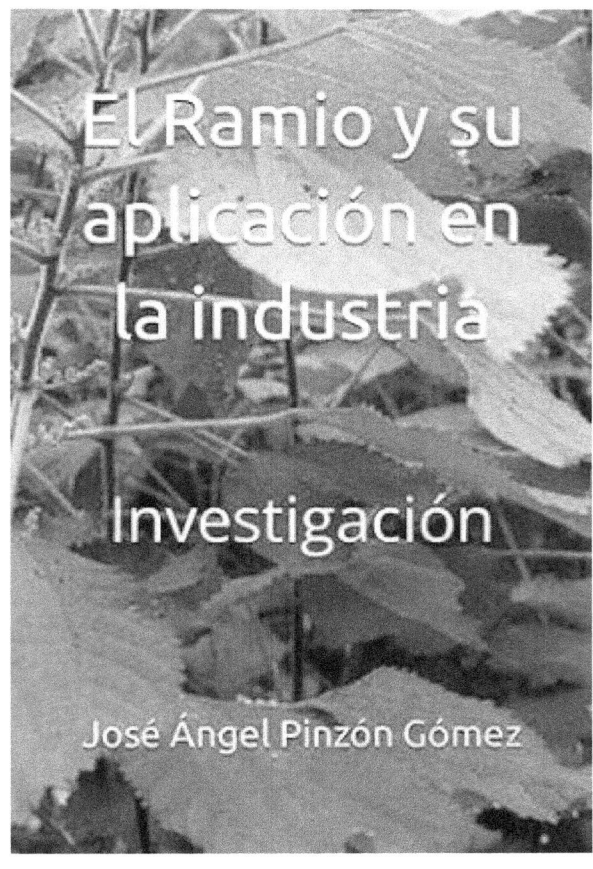

El ramio es una planta con múltiples usos. Se utiliza en la industria textil para fabricar telas y en la agricultura y ganadería para alimentar a los animales. Sus tallos pueden llegar a medir hasta 3 metros de altura y sus hojas son velludas por el envés. El ramio también se utiliza en la alimentación animal. Su follaje es rico en proteínas y vitaminas y es un alimento apetecible para el ganado, los cerdos y los conejos. El follaje se puede pastar, utilizar como forraje verde, ensilar o secar para convertirlo en harina de hojas. El ramio también es conocido como ramié o rhea. Contiene entre un 21 y un 24 % de proteína y un alto contenido de caroteno (140 mg/kg)

Acerca del Autor

Nació en Pueblo Rico en 1922. Fue el menor de siete hermanas y tuvo que comenzar a trabajar desde muy joven para ayudar a su familia. A los 14 años, entró a trabajar como aprendiz en un banco, donde rápidamente demostró su talento y su capacidad de trabajo.

Fue un hombre dedicado, perseverante y disciplinado. Trabajaba largas horas y siempre estaba dispuesto a aprender cosas nuevas. En poco tiempo, se convirtió en referente en la banca colombiana.

También era un hombre interesado en la agricultura. En su tiempo libre, investigaba sobre nuevas técnicas y métodos de cultivo. Estaba convencido de que la agricultura podía ser una actividad más rentable y sostenible, y dedicó gran parte de su vida a buscar soluciones innovadoras.